EIN EHRENWIRTH · BERATUNGSBUCH

Dr. med. Jugoslav Radisic

Krampfadern

Ursachen und Behandlung

Ehrenwirth Beratungsbuch

Die Deutsche Bibliothek – CIP-Einheitsaufnahme

Radisic, Jugoslav:
Krampfadern: Ursachen und Behandlung / Jugoslav Radisic. –
München: Ehrenwirth, 1991
(Ehrenwirth Beratungsbuch)
ISBN 3-431-03144-7

ISBN 3-431-03144-7

Umschlag: Bernd und Christel Kaselow, München
Gesamtherstellung: Schoder Druck GmbH & Co. KG, Gersthofen
Printed in Germany 1991

Inhaltsverzeichnis

Vorwort

Ich kenne kein Leiden, über welches so viele Betroffene falsch informiert sind wie das der Krampfadern.
Information und Weiterbildung der Ärzte sowie eine wirksame Aufklärung der Patienten – und zwar bereits außerhalb der Praxis – sind deshalb dringend notwendig.
Die Beinvarikosis zählt zu den häufigsten Krankheiten in allen zivilisierten Ländern und führt bei nicht rechtzeitiger Behandlung zu schwerwiegenden, oftmals irreparablen Schäden oder lebensgefährlichen Komplikationen. Diese »schleichende« Krankheit mit der Neigung zur Verschlimmerung mindert erheblich die Lebens- und Berufsqualität, wird aber von vielen Kollegen noch immer nicht ernst genug genommen, häufig bagatellisiert und somit von den Patienten als unabwendbares Schicksal verstanden.
Erst bei ernsthaften Komplikationen findet die Varikosis Beachtung. Allerdings ist es dann oftmals schon zu spät. Die Patienten wissen meistens nicht, an wen sie sich dann mit ihrem Leiden wenden sollen, und viele Ärzte sind mit dieser Aufgabe einfach überfordert.
Da es keine wirksame Vorbeugung gegen Varikosis gibt, ist eine frühzeitige und sachgemäße Behandlung unbedingt erforderlich. Hierbei ist der Arzt sehr auf die Mitarbeit seines Patienten angewiesen. Aus diesem Grund ist es wichtig, daß der Betroffene motiviert ist und somit nicht die Gefahr der beiderseitigen Resignation besteht.

Mit diesem kleinen Buch möchte ich alle unter Krampfadern leidenden Patienten aufklären und zu einer frühzeitigen Behandlung ermutigen. Es soll auch eine Informationshilfe für Ärzte sein.

1. Einleitung

Was sind Krampfadern?

Krampfadern oder primäre Beinvarikosis sind krankhafte Erweiterungen der oberflächigen Beinvenen. Durch Venenerweiterung in die Länge werden die Krampfadern geschlungen; durch Erweiterung in die Breite werden sie »dick«. Diese Venenveränderungen sind Ursache aller Beschwerden und ausschlaggebend für das gesamte Krankheitsbild und die entstehenden Komplikationen.

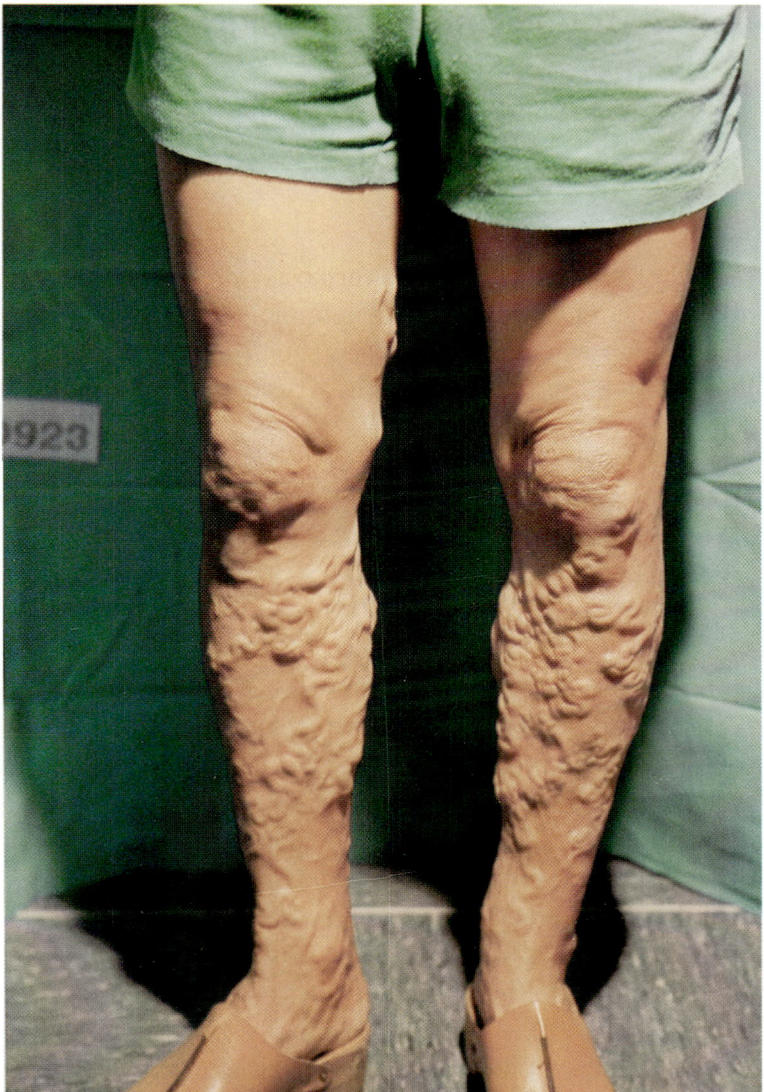

Ausgeprägte primäre Varikosis

2. Anatomie und Physiologie der Beinvenen

Bau und Funktion

Um den Krankheitskomplex »Varikosis« zu verstehen, ist es notwendig, etwas über die Anatomie und Funktion der Beinvenen sowie den Blutkreislauf zu erfahren.
Das Blutgefäßsystem besteht aus Arterien und Venen.

Arterien
Es ist die Aufgabe der Arterien, »frisches«, mit Sauerstoff angereichertes Blut in alle Teile des Körpers zu transportieren.

Venen
Durch die Venen wird das »verbrauchte« Blut aus dem Körper zurück zum Herz transportiert und dann zur »Auffrischung« weitergeleitet.

Blutkreislauf
Der Blutkreislauf funktioniert mittels eines Gefäßsystems – das ist ein Röhrensystem mit einer Länge von ca. 100.000 km! –, in welchem ca. sechs Liter Blut zirkulieren. 85 Prozent des Blutes befinden sich in den Venen.

An den unteren Gliedmaßen bestehen ein tiefes und ein oberflächiges Venensystem sowie Verbindungswege zwischen beiden Systemen.

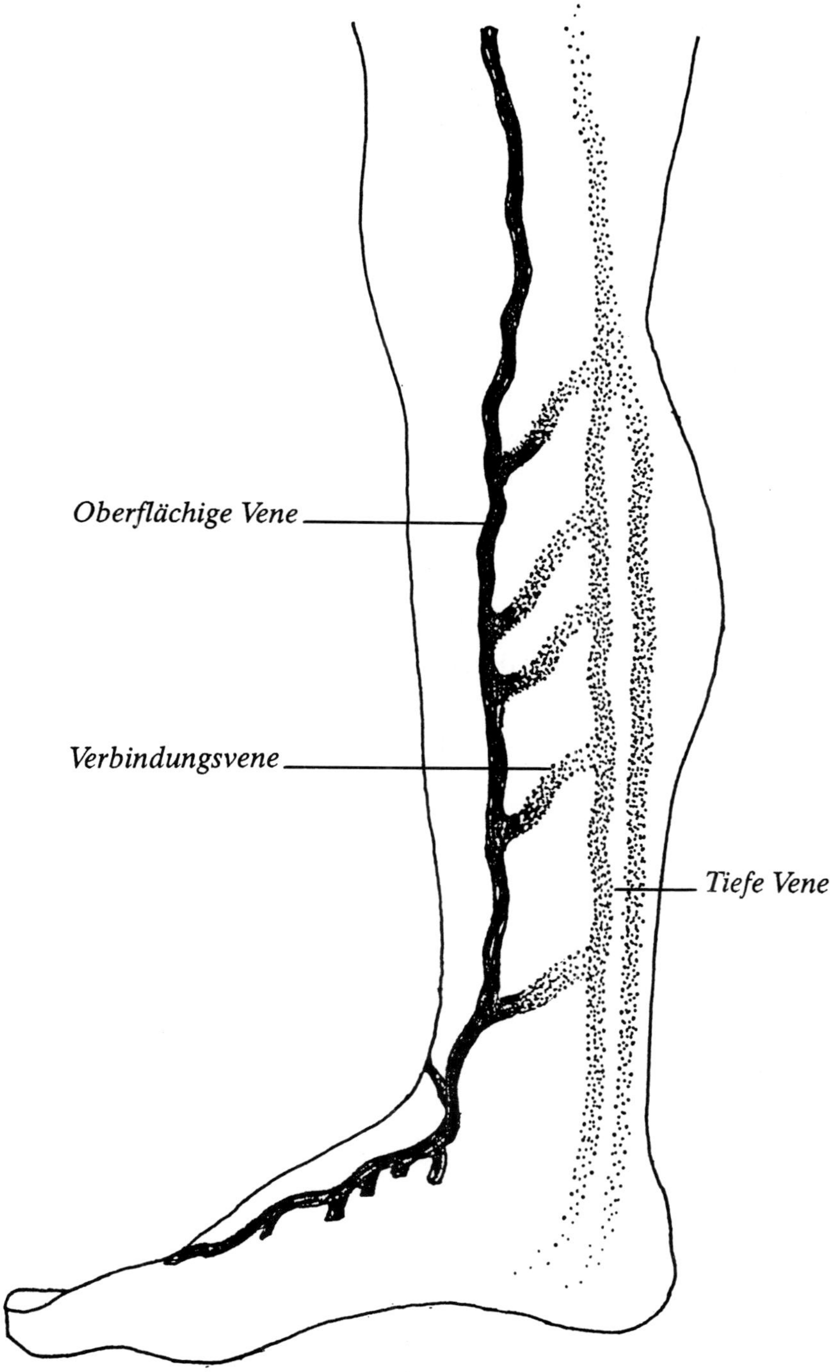
Oberflächige Vene
Verbindungsvene
Tiefe Vene

Tiefe Venen

Im Unterschenkel gibt es nur drei Paar tiefer Venen, welche sich in der Kniekehlengegend zur Oberschenkelvene vereinen, die wiederum in der Leistengegend in die Beckenvene übergeht.

90 Prozent des Blutes aus dem Bein werden von den tiefen Venen zum Herz geleitet. Entscheidende Bedeutung für den venösen Kreislauf in den Beinen haben also die tiefen Venen. Daß das Blut von der Peripherie zum Herz gegen die Schwerkraft »bergauf« fließt, verdanken wir der Wadenmuskulatur und den Venenklappen. Durch die Kontraktion, die Anspannung der Wadenmuskulatur, wird das Blut in die tiefen Venen gepreßt und Richtung Herz gepumpt. Die Venenklappen sorgen wie Ventile dafür, daß das in Richtung Herz gepumpte Blut nicht wieder in den Fuß zurücksinkt.

Es ist also verständlich, daß für einen gesunden venösen Kreislauf nicht nur gut durchgängige tiefe Venen, sondern auch ausreichende Bewegung, das heißt Wadenpumpentätigkeit und intakte Venenklappen, notwendig sind.

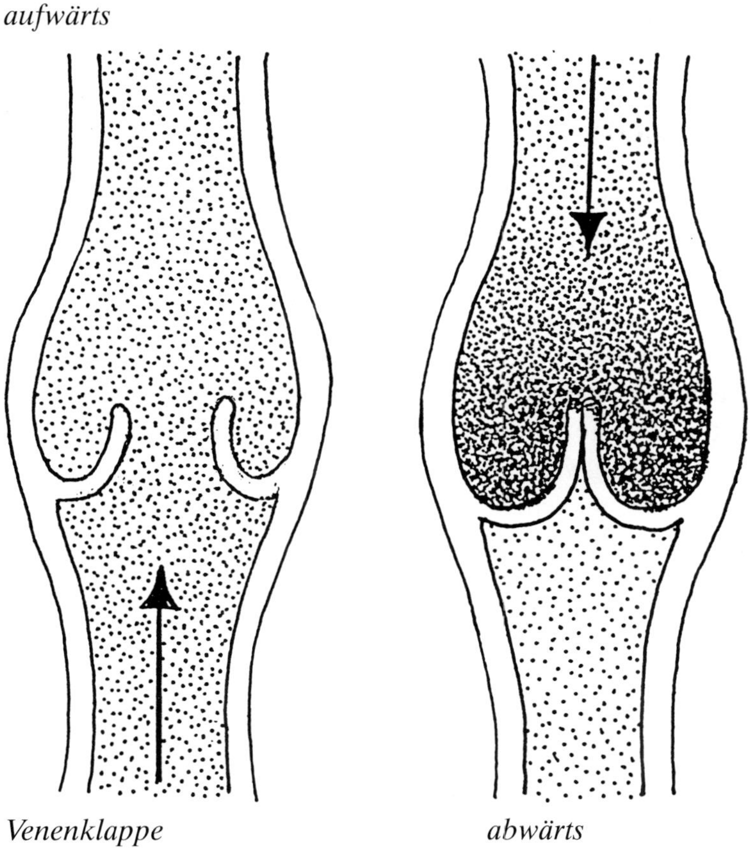
aufwärts
Venenklappe
abwärts

Oberflächige Venen

Das oberflächige Venensystem besteht aus zwei Stämmen: der Vena saphena magna (VSM), der großen Rosenvene, die vom Innenknöchel bis zur Einmündung in der Leistengegend verläuft, und der Vena saphena parva (VSP), der kleinen Rosenvene vom Außenknöchel bis zur Kniekehle. Zu diesen Stammvenen führen noch viele Seitenastvenen, die wie ein dichtes Netz miteinander verbunden sind. Deren Aufgabe ist es, das venöse Blut aus dem umliegenden Gewebe zu sammeln und zu den größeren Venen weiterzuleiten. Da sie so dicht miteinander verbunden sind, kann man beliebig viele erkrankte Venen entfernen oder auf andere Weise ausschalten, ohne daß für den Kreislauf irgendwelche Nachteile entstehen.

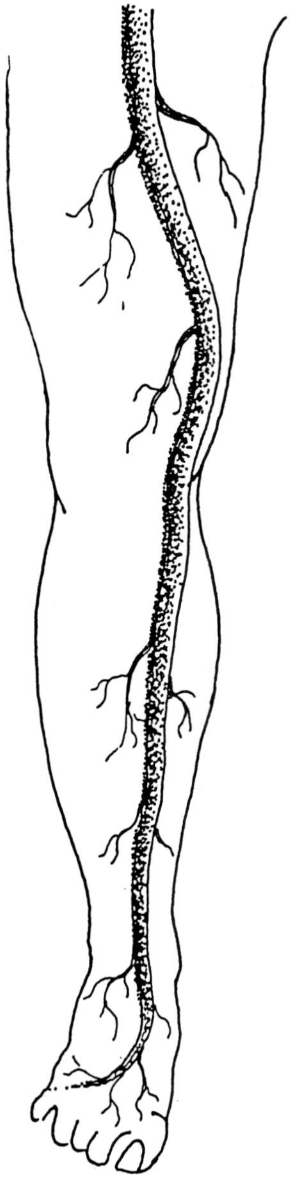

Vena saphena magna

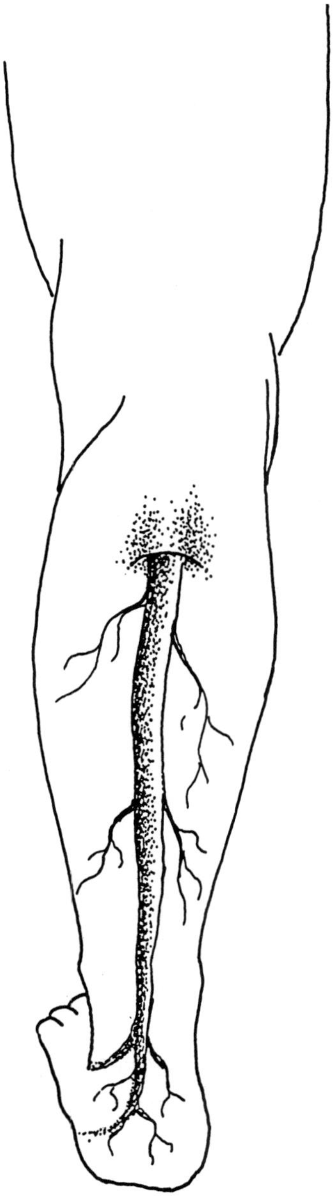

Vena saphena parva

Verbindungsvenen
Die Venae perforantes, die Verbindungsvenen, verbinden das oberflächige mit dem tiefen Venensystem. Es gibt in einem Bein ca. 100 Verbindungsvenen, aber nur einige davon sind von klinischer Bedeutung. Sie sind »Einbahnvenen« – die Venenklappen ermöglichen es, daß das Blut nur von der Oberfläche zur Tiefe fließen kann.
Falls sich aus irgendwelchen Gründen die Venenklappen in den Verbindungsvenen nicht vollständig schließen können, fließt das Blut umgekehrt von der Tiefe (da hier der Druck höher ist) zur Oberfläche, so daß der richtige venöse Kreislauf nicht mehr gewährleistet ist; es entstehen die venösen Stauungen.

Funktion der Venen

1. Transport des venösen, »verbrauchten« Blutes zur Regeneration
Verbrauchtes Blut wird über das Herz zur Lunge, Leber und Niere weitergeleitet und dort aufgefrischt: mit Sauerstoff angereichert und von Stoffwechselabfällen befreit.

2. Blutdepot
Im Venensystem befinden sich ca. 85 Prozent der Gesamtblutmenge. Bei Bedarf kann der Organismus schnell aus den gesunden Venen »Nachschub« erhalten.

3. Thermoregulation
Gesunde oberflächige Venen sind der »Kühler des Organismus«.
Solange die oberflächigen Venen gesund sind, fließt durch sie das Blut problemlos. Dadurch wird es gekühlt und somit auch der gesamte Organismus.

3. Ätiologie der Varikosis
Ursachen der Krankheit

1. *Folge der noch nicht voll »verkrafteten« Dauerbelastung der Aufrichtung des Menschen*
Der Mensch steht und läuft »erst« seit ca. 5.000.000 Jahren auf zwei Beinen. Wirbelsäule, Becken, Beingelenke und insbesondere die Beinvenen verkraften dies nicht vollständig.

2. *Veranlagung und Vererbung der Erkrankungen des Bindegewebes und der Blutgefäße – primäre Schwäche der Venenwände*
Äußerst selten trifft man Patienten mit primärem Krankheitsbild *ohne* erbliche Belastung an. Bei Männern bilden sich die Krampfadern fast ausschließlich während oder gleich nach der Pubertät; bei Frauen meistens während der Schwangerschaft. Im Laufe der Zeit werden die Krampfadern nur ausgeprägter und dann erst als solche erkannt.

3. *»Zivilisationsschäden« durch mangelhafte oder falsche Beinbelastung*
Was man als Zivilisationsschäden bezeichnet, wird als Ursache für die Krankheitsbildung oft überbewertet; sie spielen nur in Verbindung mit erblichen Faktoren eine Rolle. Auch der Beruf als Auslösefaktor sollte nicht überschätzt werden.

4. *Risikofaktor Alter*
Durch die höhere Lebenserwartung des Menschen und den zunehmenden Bewegungsmangel hat die Komplikationsrate der Varikosis sehr stark zugenommen.

4. Epidemiologie der Varikosis

Verbreitung der Krankheit

Laut Statistiken der Weltgesundheitsorganisation ist die Beinvarikosis die häufigste Krankheit der zivilisierten Welt überhaupt. Über 70 Prozent der Frauen und 50 Prozent der Männer sind davon betroffen. Dabei ist interessant, daß fast in allen Weltregionen annähernd die gleichen Prozentzahlen auftreten. Diverse Studien über Geschlecht, Alter, Beruf und Konstitution der Erkrankten zeigen minimale regionale Abweichungen.

5. Pathologie der primären Varikosis

Krankheitsformen

Es gibt verschiedene Arten von Krampfadern:

1. **Stammvarikosis** der Vena saphena magna (VSM) und/oder der Vena saphena parva (VSP), wobei der Stamm der großen Rosenvene von der Leiste über die Innenseite des Beines bis zum Innenknöchel oder der Stamm der kleinen Rosenvene von der Kniekehle über die Wade bis zum Außenknöchel erweitert und geschlungen ist.
Stammvarikosis entsteht, wenn sich die Venenklappe an der Einmündung des Stammes in die tiefe Vene nicht vollständig schließt, so daß der Druck aus den tiefen Venen auf die oberflächigen Venen übertragen wird. Da die oberflächigen Venen diesem Druck aus den tiefen Venen nicht gewachsen sind, erweitert sich der oberflächige Stamm mit der Zeit immer weiter in Richtung Fuß.
In einer erweiterten Vene können sich die Venenklappen nicht mehr vollständig schließen, so daß nach dem Prinzip des Wassersäulendrucks (je länger die Säule, desto höher der Druck) der Prozeß schneller abläuft, bis die Knöchelgegend erreicht ist. Hier ist der Druck am höchsten und der venöse Stau am größten. Hier entstehen die ersten Komplikationen: Schwellungen, Ekzeme, offene Beine usw.
Somit ist klar ersichtlich, daß die Stammvarikosis so schnell wie möglich chirurgisch behandelt werden muß.

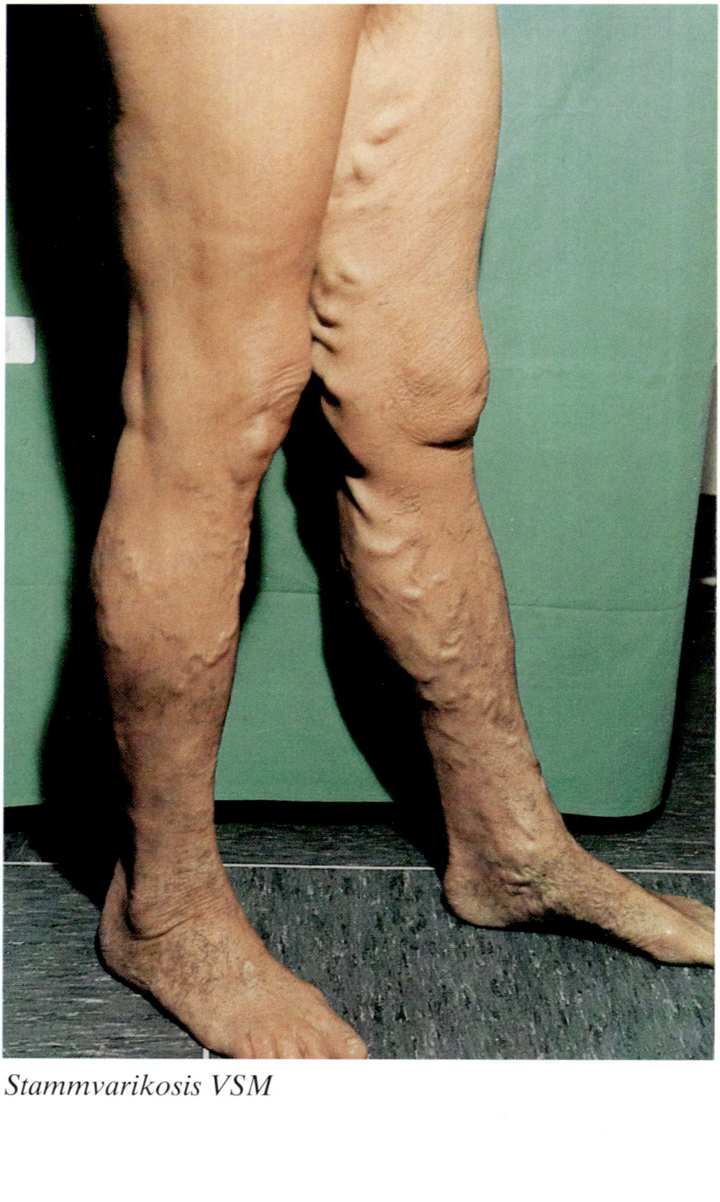

Stammvarikosis VSM

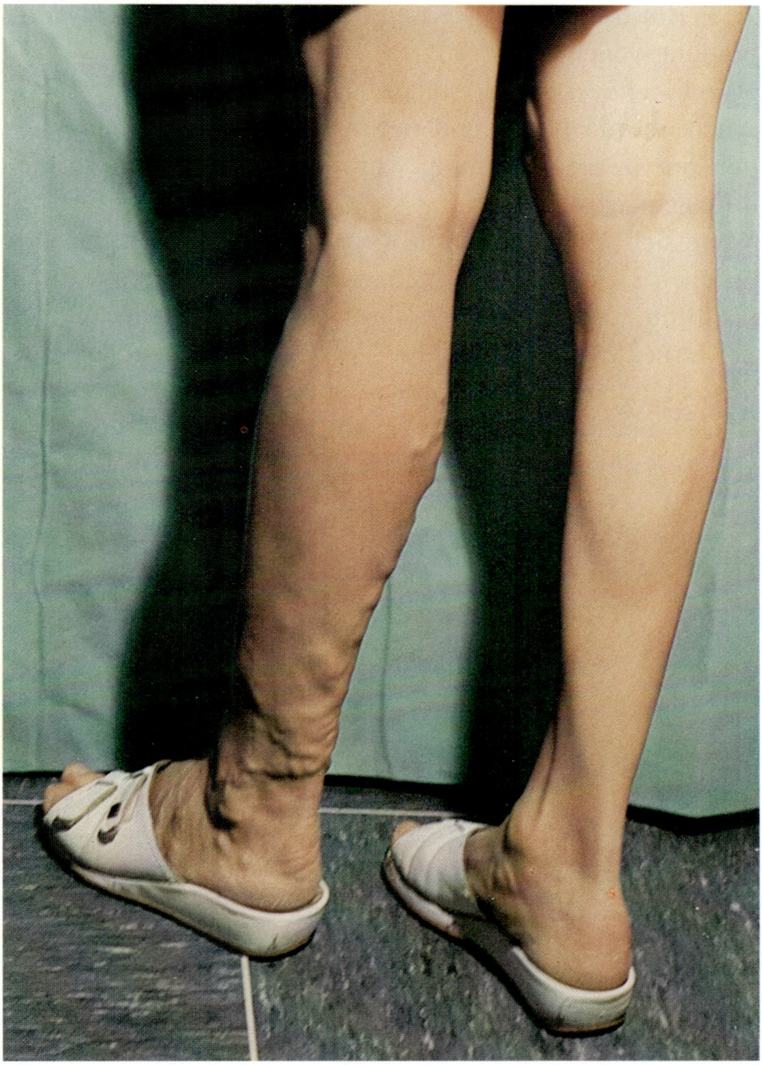

Stammvarikosis VSP

2. Perforansvarikosis – Krampfadern der »undichten« Verbindungsvenen

Wie bereits erwähnt, sollten die Verbindungsvenen zwischen oberflächigem und tiefem Venensystem in den Beinen nur in eine Richtung, von der Oberfläche zur Tiefe, durchgängig sein.

Wenn sich Venenklappen in Verbindungsvenen aus irgendwelchen Gründen nicht mehr vollständig schließen, fließt das Blut in umgekehrter Richtung – von der Tiefe, da hier der Druck höher ist, zur Oberfläche. Dabei entstehen ähnliche Stauungen und Komplikationen wie bei der Stammvarikosis. Perforansvarikosis verlangt ebenso wie die Stammvarikosis eine möglichst baldige chirurgische Behandlung.

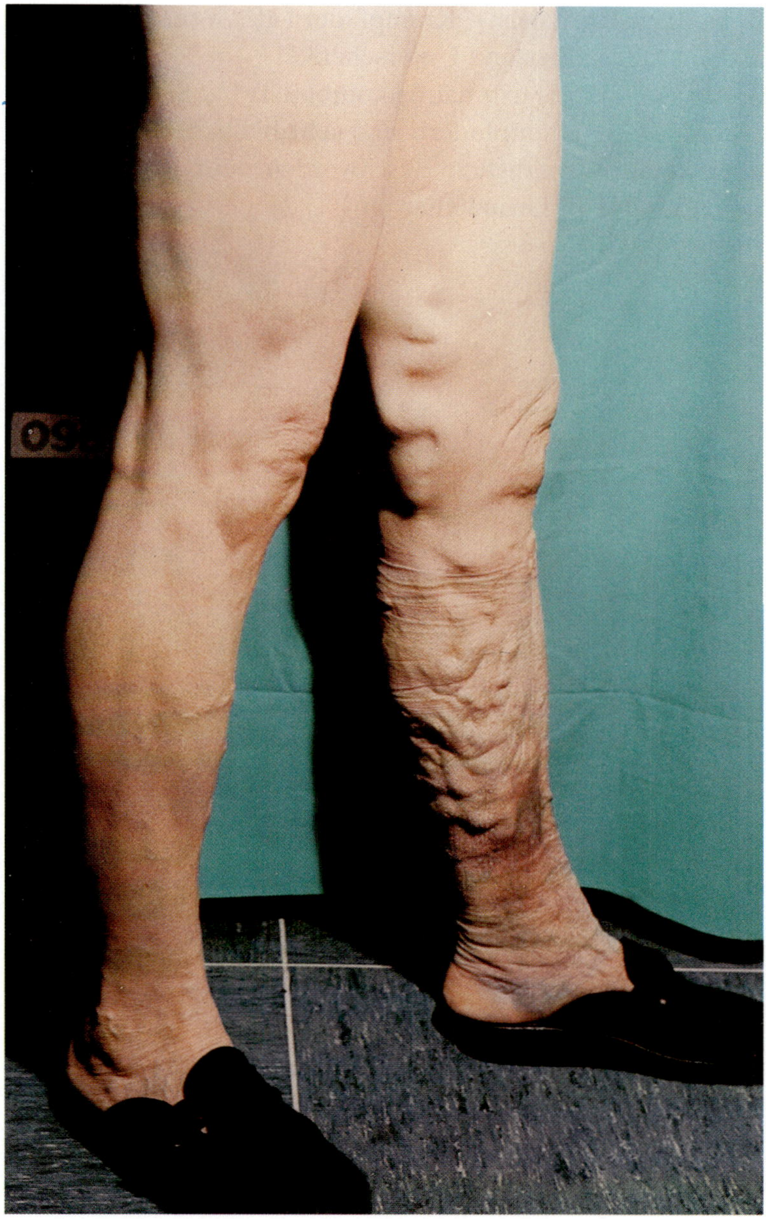

Perforansvarikosis

3. Seitenastvarikosis – Krampfadern der venösen Seitenäste an Ober- oder/und Unterschenkel

Seitenastvarikosis tritt häufig kombiniert mit Stammvarikosis auf. Diese Krampfadern sind sehr häßlich, verursachen aber keine wesentlichen Beschwerden oder Komplikationen. Sie sind im Grunde harmlos.

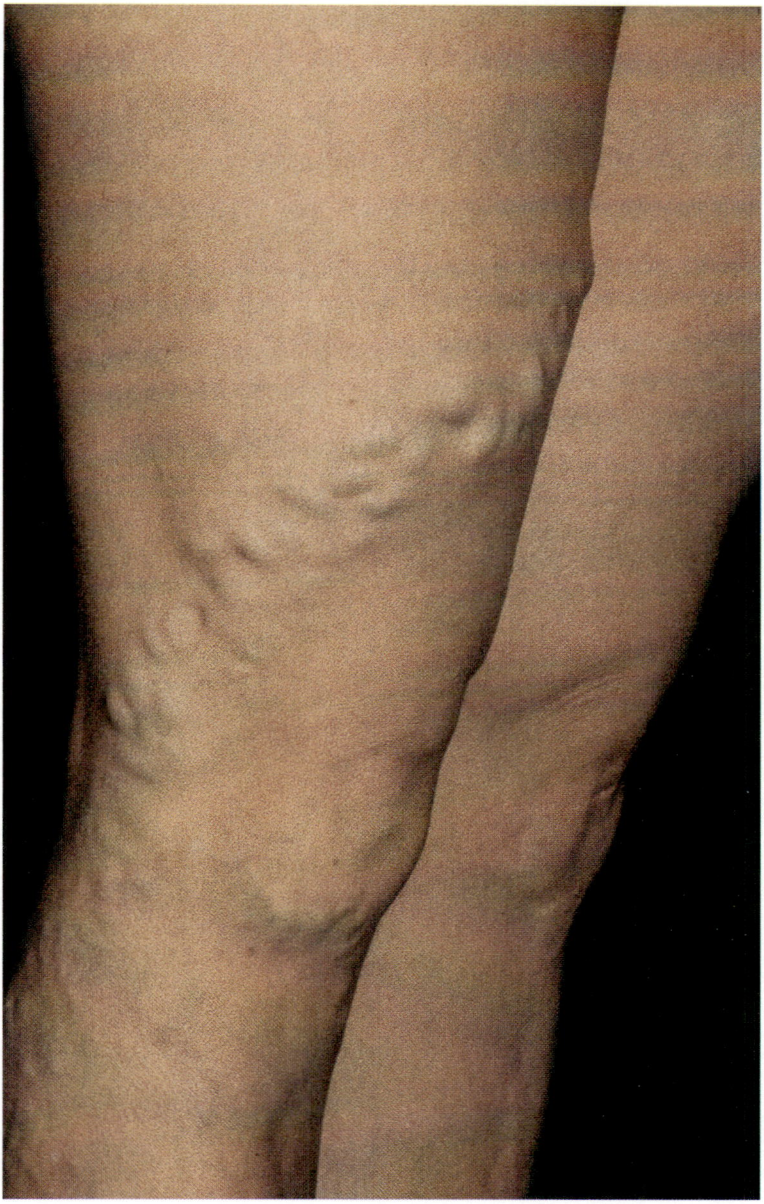

Seitenastvarikosis

4. Retikuläre Varikosis – netzartige, massenhafte, kleinkalibrige Krampfadern überall an den Beinen

Die retikuläre Varikosis tritt fast ausschließlich bei Frauen mittleren Alters auf. Da sie sehr von weiblichen Hormonen beeinflußt wird, bilden sich neue Krampfadern rasch und massiv bis ins hohe Alter.

Sie erfordern eine ständige, regelmäßige Behandlung und von den Betroffenen viel Verständnis, Zeit und Geduld.

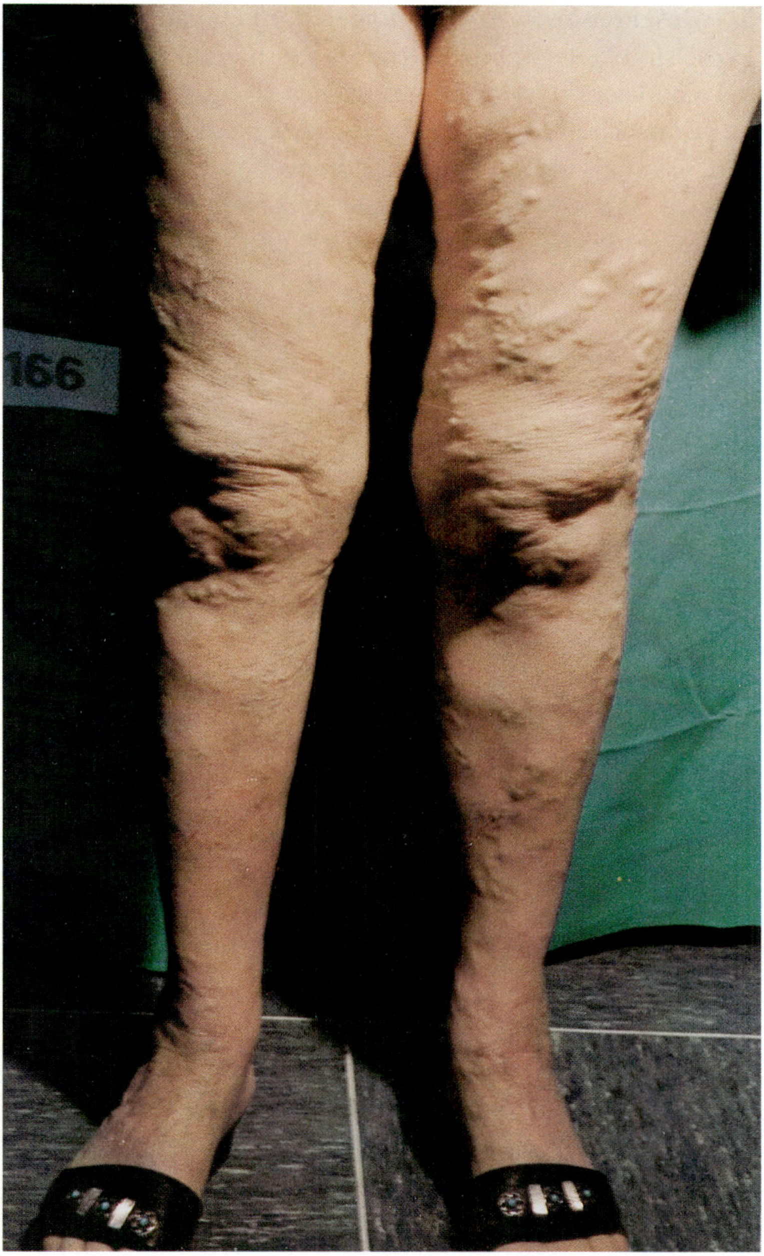

Retikuläre Varikosis

5. »Besenreiser« – Erweiterungen der kleinen Hautvenen

Diese sind keine richtigen Krampfadern, jedoch Anzeichen für eine Venenschwäche. Kosmetisch sind sie sehr störend, sie verursachen aber keine Beschwerden oder Komplikationen – sind also keine Krankheit im weiteren Sinne.
Einzige Behandlungsmöglichkeit ist derzeit die Verödung – eine sehr mühsame Arbeit für den Arzt.

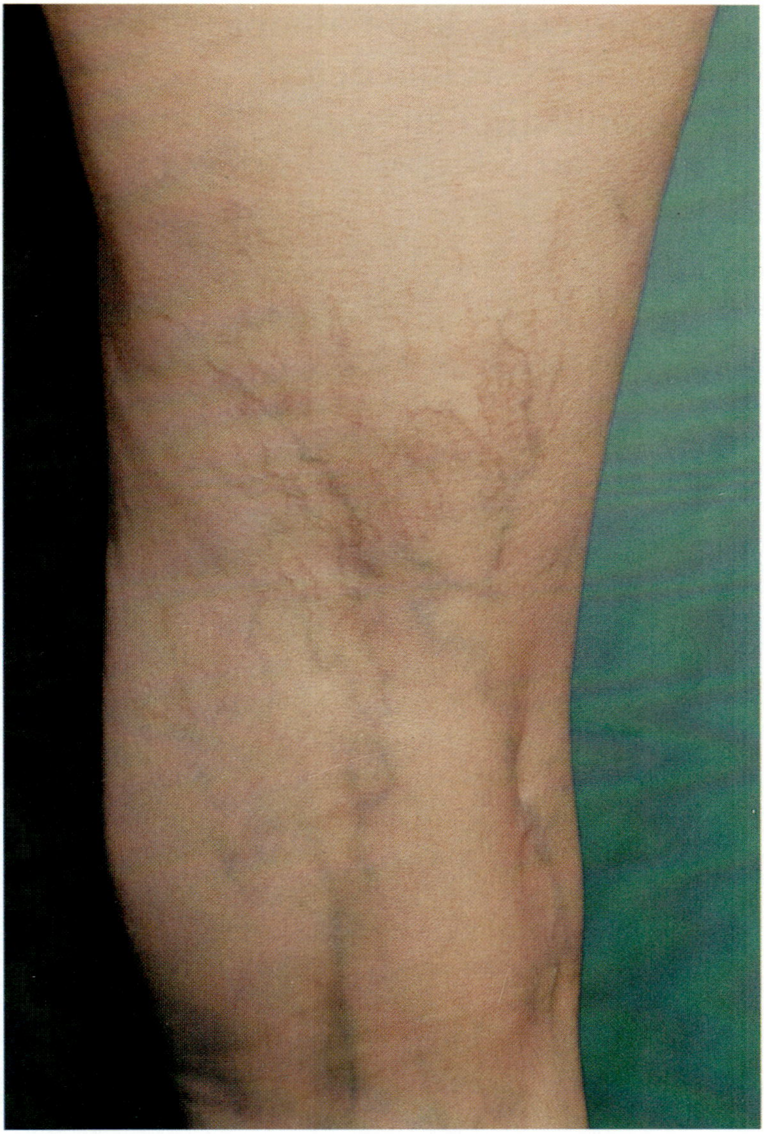

Besenreiser

6. Pathogenese und Pathophysiologie der Varikosis und deren Komplikationen

Krankheitsentstehung und -entwicklung

Wie schon im Vorwort erwähnt, will dieses kleine Buch nur die primäre Beinvarikosis und deren Komplikationen erläutern. Daher bleiben wir bei der Beschreibung des Krankheitsbildes im entsprechenden Rahmen.

Bei Krampfadern ist die Venenwand durch die Erweiterung der Vene in die Länge und Breite porös geworden. Bedingt durch den Blutstau in der Vene sickert Blutflüssigkeit, das Blutplasma, durch diese porösen Venenwände in das umliegende Gewebe. Das Blut in den Krampfadern »verdickt«, die Gerinnbarkeit des Blutes erhöht sich, und der Blutstrom durch die erweiterten Venen verlangsamt sich erheblich. Dadurch sind Komplikationen schon vorprogrammiert und die Voraussetzungen für Venenentzündungen bereits gegeben: Die Blutkörperchen aus »verdicktem« Blut bei verlangsamten Blutstrom sammeln sich und verkleben an der erkrankten Venenwand – es entstehen **Venenentzündungen, Thrombosen**.
Es bildet sich ein Teufelskreis: Der erhöhte venöse Druck verursacht noch ausgeprägtere Schwellungen, der Blutstrom verlangsamt sich noch mehr, der Krankheitsprozeß intensiviert und erweitert sich. Sind die tiefen Venen durch »undichte« Verbindungsvenen angegriffen, ist der Patient schwer erkrankt, und die Folgen sind meist bereits irreparabel. **Die Erkrankung der tiefen Venen ist ein lebenslanges schweres Leiden.** Löst sich ein an der Venenwand festsitzendes Blutgerinnsel und gelangt in der Blutbahn bis in die

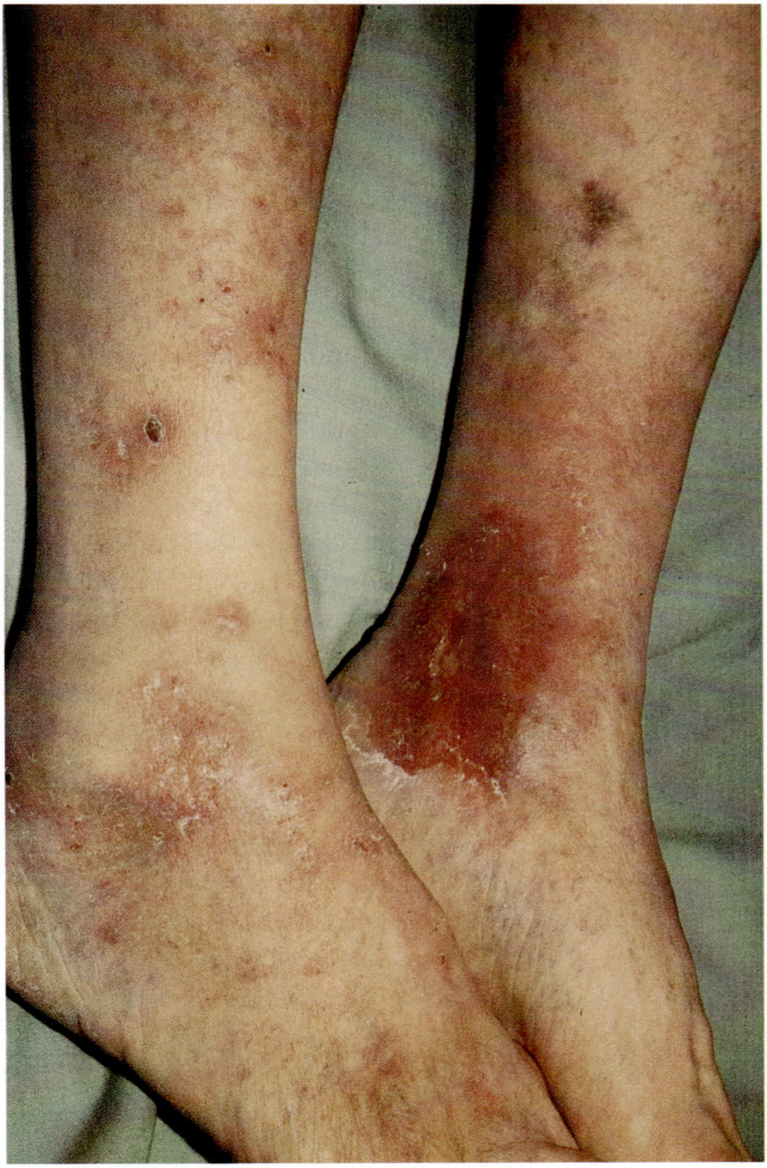

Ulcus cruris venosum

Lunge, kommt es zu einer **Lungenembolie**. Nicht selten stellt dies eine ernsthafte, schwere Komplikation dar. Allein in der Bundesrepublik (vor dem 3. Oktober 1990) wurden jährlich ca. 25.000 Lungenembolien diagnostiziert. Nicht vergessen sollte man, daß 90 Prozent aller Lungenembolien in erkrankten Beinvenen ihre Ursache haben.

Eine verhältnismäßig häufige Komplikation der Krampfadern sind die sogenannten offenen Beine, **Ulcus cruris venosum**. Ca. 1,7 Millionen der Bundesbürger sind davon betroffen.
Durch den Stau des Blutes in den Krampfadern ist der Abtransport der Stoffwechselabfälle nicht mehr gewährleistet – »die Müllabfuhr versagt«, und die umliegenden Gewebe leiden an »Umweltverseuchung«. Zuerst leidet die Haut, sie wird trocken und schuppig, fängt an zu jucken, wird fleckig und ekzematös und geht schließlich auf.
Offene Beine sind eine schmerzhafte, lang andauernde und sehr hartnäckige Komplikation, welche sowohl vom Patienten wie auch vom behandelnden Arzt viel Zeit und Geduld erfordert.
Bei einer ausgeprägten Varikosis, bei der die Haut geschädigt ist, entstehen bereits durch kleinste Verletzungen starke **Blutungen** aus den Krampfadern. Diese Komplikation verläuft äußerst dramatisch, ist im Grunde aber leicht zu beheben. Durch Fingerdruck oder leichten Druckverband auf die Blutungsstelle ist erste Hilfe geleistet. Die weitere Behandlung sollte jedoch unbedingt einem Arzt überlassen werden.

7. Klinik und Diagnostik der Varikosis

Symptomatik:
- Schwere und müde Beine;
- unruhige Beine;
- Spannungsgefühl;
- ziehende Schmerzen;
- nächtliche Wadenkrämpfe;
- Knöchelschwellungen abends;
- Juckreiz in der Fesselgegend.

Selten zeigen sich beim Erkrankten alle Beschwerden. Bedingt durch die Ursache, allgemeine Venenschwäche oder Krampfadern, treten die oben genannten Beschwerden mehr oder minder häufig auf. Typisch ist jedoch, daß bestehende Beschwerden bei längerem Stehen oder Sitzen zunehmen und bei Beinbewegung abnehmen.
Es ist nicht selten, daß Betroffene, insbesondere Männer, auch bei ausgeprägter Varikosis lange Zeit keine Beschwerden haben. Es ist also wichtigstes Gebot, Krampfadern bereits bei den ersten sichtbaren Anzeichen behandeln zu lassen, nicht erst zu warten, bis weitere Beschwerden auftreten.
In jedem Fall sollten Beinschmerzen oder -schwellungen bei Krampfadern als ein Alarmsignal angesehen werden – man sollte sofort einen Arzt aufsuchen. Schließlich geht man mit einem Loch im Zahn auch gleich zum Zahnarzt und wartet nicht, bis Schmerzen oder Schwellungen auftreten.

Untersuchung – Diagnose:

Die Diagnose der unkomplizierten primären Varikosis ist ohne großen Aufwand und Schwierigkeiten zu stellen. In den meisten Fällen reichen eine gründliche Anamnese (Krankheitsvorgeschichte) über Art und Ausmaß der Beschwerden sowie eine sorgfältige klinische Untersuchung: Beininspektion, Palpation (Abtasten) und einige Funktionstests der Venen.
Apparative Untersuchungen sind in komplizierten Fällen angezeigt, z. B. bei Verdacht auf Anomalien oder Erkrankungen und Schädigungen der tiefen Venen, das heißt dann, wenn schon schwerwiegende und ernsthafte Komplikationen eingetreten sind.
In jedem Fall ist zu empfehlen, die Entscheidung, ob und welche apparativen Untersuchungen durchgeführt werden sollten, dem Arzt und seiner Erfahrung zu überlassen.

8. Therapie der primären Varikosis

Wie Sie bisher schon erfahren haben, gibt es verschiedene Arten von Krampfadern und dementsprechend auch verschiedene Behandlungsverfahren.
In diesem Kapitel soll versucht werden, die Betroffenen ausführlich über wesentliche Behandlungsverfahren zu informieren und über deren Vor- und Nachteile, deren Möglichkeiten, Ergebnisse und Prognosen aufzuklären. Folgende Therapieformen stehen zur Verfügung:

- Chirurgische Therapie: operative Entfernung der Krampfadern;
- Sklerosierungstherapie: Verödung der Krampfadern;
- medikamentöse Behandlung;
- Kompressionsbehandlung mittels Kompressionsstrümpfen und Binden.

Chirurgische Behandlung der Krampfadern

Es gibt viele chirurgische Verfahren – je nach Art und Ausmaß der Krampfadern. Die bei Stammvarikosis am häufigsten angewandte Methode ist **Stripping** nach Babcock.
Durch einen Hautschnitt in der Leiste oder Kniekehle wird in den Stamm der Vene eine Sonde so weit wie möglich eingeführt; im günstigsten Fall bis zum Knöchel. Die Vene wird dann mit der Sonde verknüpft und herausgezogen.
Die Nachteile dieser an sich brutalen Methode bestimmt die Krankheit selbst. Ist sie ausgeprägt, dann kann bereits die erste Venenschlängelung am Oberschenkel die Sonde

abfangen. Die Folge davon ist eine zunehmende Anzahl von Schnittlegungen gerade dort, wo die Haut am meisten geschädigt ist und die Heiltendenzen am schlechtesten sind. So verwandelt sich das Stripping praktisch in ein Schnittverfahren.
Ein besonders großer Nachteil des Stripping-Verfahrens ist, daß der Chirurg schon wegen des Zuganges zu den Krampfadern, also aus rein technischen Gründen, auch den gesunden Teil des Stammes mit entfernen muß.
Ein weiterer Nachteil des Verfahrens ist, daß die Seitenastkrampfader und die »undichte« Verbindungsvene, welche fast immer eine Stammvarikosis begleitet, unberührt bleiben. Die Beseitigung der Verbindungsvenen und Seitenastvarizen verlangt weitere zahlreiche Hautschnitte oder langwierige Nachbehandlung durch Verödung.

Die sprunghafte Entwicklung der Gefäßchirurgie, insbesondere der Venenchirurgie, in den letzten Jahren ermöglicht eine wesentlich einfachere und erfolgreichere Krampfaderbehandlung:

Perkutane Exhairese – schnittfreie Entfernung der Krampfadern
Sie wird auf Bild S. 37 und Fotos S. 40 bis 43 dargestellt. Auf diese Weise gelingt eine selektive und komplette Entfernung der Krampfadern, egal welcher Art.

- Mittels einer kreisförmigen, gefädelten Nadel wird der Varizenstrang unterstochen;
- Rückführung der Nadel und des Fadens zwischen Varizenstrang und Haut sowie Umschlingung der Varize;
- Herausziehen der umschlungenen Varize durch den Hauteinstich.

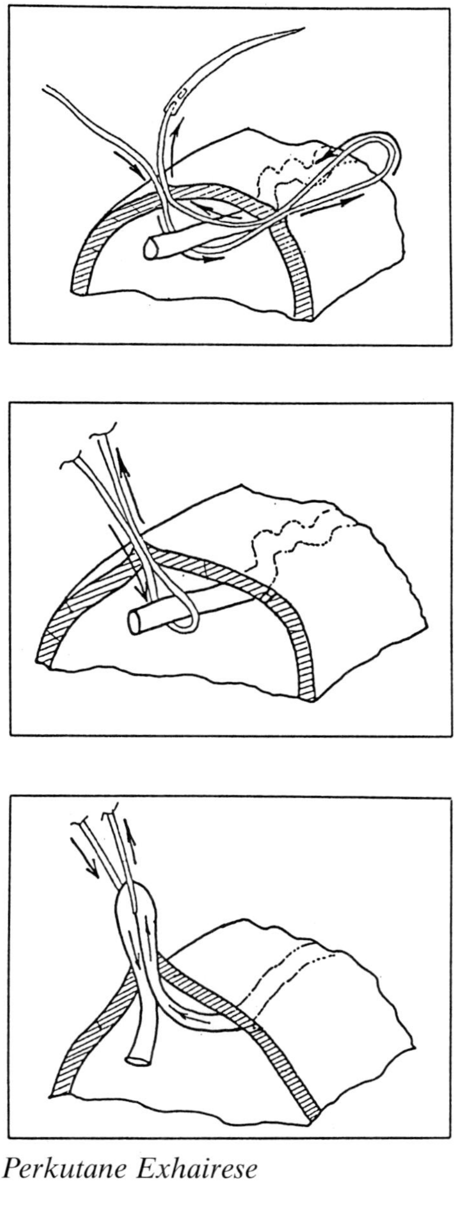

Perkutane Exhairese

Durch einen etwa 2 mm großen Hauteinstich läßt sich selbst die dickste Krampfader herausziehen, da sowohl die Haut als auch die Vene sehr dehnbar sind.

Vorteile der perkutanen Exhairese:

1. Selektive Entfernung der Krampfadern. Falls der Stamm nicht angegriffen ist, bleibt er als eventuelles »Ersatzgefäß« erhalten.

2. Von erfahrenen Chirurgen angewandt, ist dieses Verfahren komplikationslos.

3. Man kann operieren, die Krampfadern entfernen, auch bei extrem schlechten Hautverhältnissen, sogar bei offenen Beinen, ohne abzuwarten, bis das Ulkus verheilt ist. Dadurch erübrigen sich lange Vorbereitungsmaßnahmen.

4. Schmerzloser postoperativer Verlauf und sofortige Mobilisierung schalten postoperative Komplikationen und medikamentöse Antiembolietherapie aus.

5. Kurze Operationsdauer und minimaler Blutverlust ermöglichen die Sanierung beider Beine in einem Eingriff.

6. Die Möglichkeit, ohne großen Aufwand in kürzester Zeit sämtliche Krampfadern zu entfernen – das bedeutet: keine langwierige »kombinierte Therapie« wie postoperative Verödung der nicht erfaßten varikösen Seitenäste.

7. Nur ein kurzer oder gar kein Klinikaufenthalt. Die Möglichkeit der ambulanten Behandlung ist prozentual wesentlich höher als bei anderen chirurgischen Verfahren.

8. Nur 2 bis 3 Tage Beinbandagen, da die Haut als die beste Stütze praktisch intakt bleibt.

9. Besseres Langzeitergebnis und keine Bildung sogenannter Narbenvarikose.
10. Ausgezeichnete kosmetische Ergebnisse.

Sklerosierung

In die Krampfadern wird ein Verödungsmittel eingespritzt, welches eine Venenwandentzündung verursacht. Das Bein wird danach für einige Tage fest bandagiert, so daß sich die Venenwand verklebt, was zum Verschluß, also zur Ausschaltung der Varize führt. Auf diese Weise kann man nur kleinkalibrige Seitenastvarizen, retikuläre Varikosis und Besenreiser behandeln. Stammvarikosis, Verbindungsvarizen und größere Seitenastvarizen sind nicht für Verödung geeignet – hier muß chirurgisch vorgegangen werden.

Vorteile der Verödung
- Ambulante Behandlung;
- keine Narkose;
- kein Arbeitsausfall während der Behandlung.

Nachteile der Verödung
- Nur geeignet für kleinkalibrige Krampfadern in kleinem Ausmaß – sonst wird es ein »Verfahren ohne Ende«;
- langandauernde Behandlung – es wird »stückweise« verödet – und lange Nachbehandlung – wochenlange Beinbandage;
- nur geeignet für sehr geduldige Patienten und sehr geduldigen Arzt – sonst wird die Behandlung abgebrochen, und die ganze Mühe war umsonst;
- hohe Rückfallquote – ca. 50 Prozent in 5 Jahren.

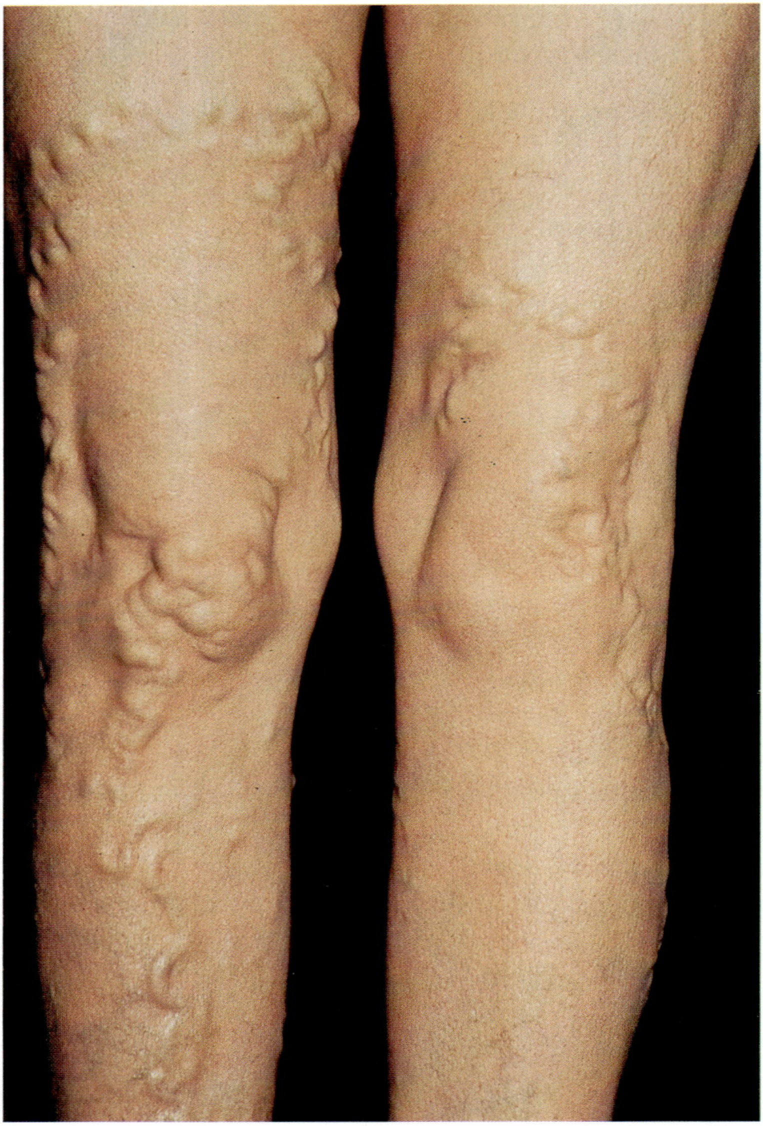

Perkutane Exhairese *Vor der Operation*

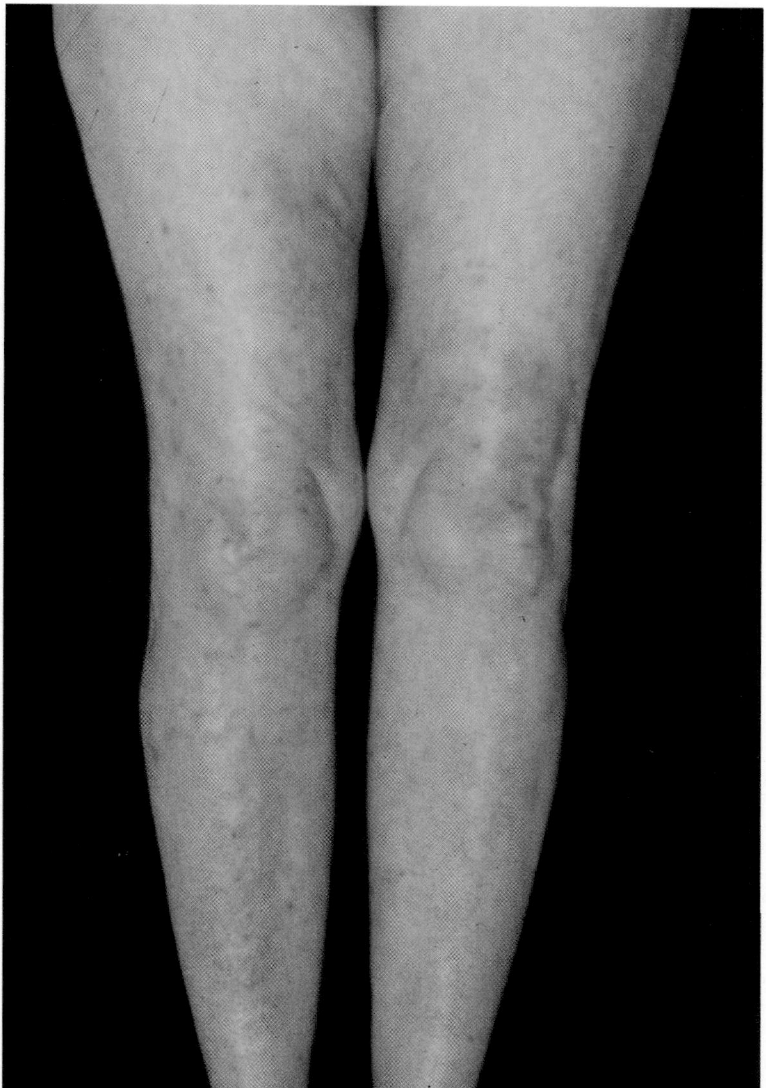

Nach der Operation

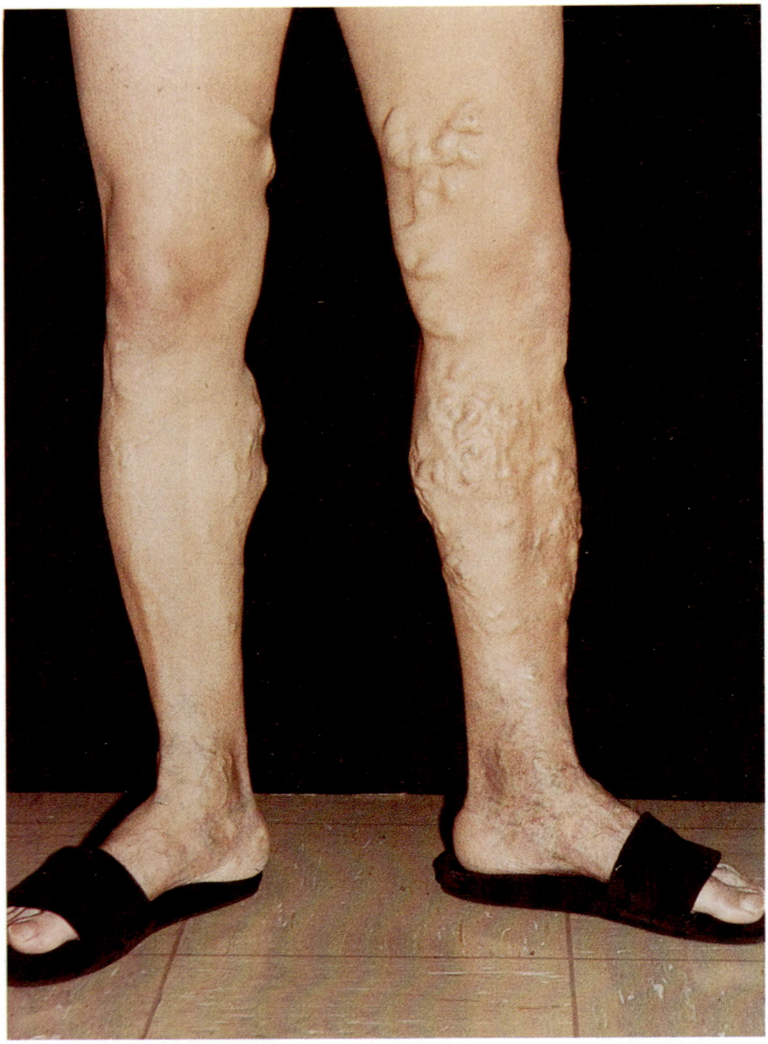

Perkutane Exhairese *Vor der Operation*

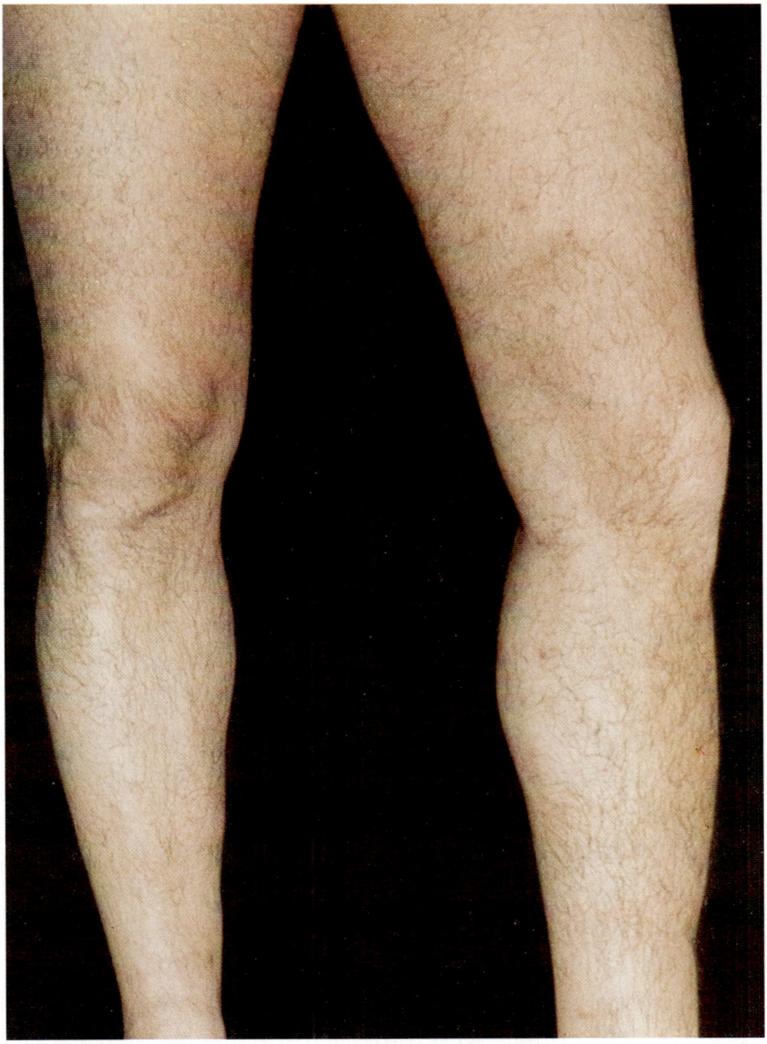

Nach der Operation

Komplikationen

- Bei paravenöser (neben der Vene) Injektion des Verödungsmittels entstehen schmerzhafte, irreparable Hautschädigungen – meistens Hautpigmentierungen;
- selten allergische Reaktionen verschiedener Art und Heftigkeit;
- andere Verödungskomplikationen sind äußerst selten und nicht nennenswert.

Medikamentöse Behandlung

Bei Krampfadern gibt es praktisch nur die symptomatische Behandlung, das heißt die Medikamente lindern nur vorübergehend die durch Krampfadern entstandenen Beschwerden. Durch die Medikamentengabe ist noch keine einzige Varize verschwunden.

Es gibt sogenannte venentonisierende und ödemprotektive Medikamente, welche man jedoch nicht als Heilungsmittel verstehen kann, sondern als ein Mittel zur vorübergehenden Linderung der Beschwerden, bis die echte Therapie stattfindet.

Bei Entwässerungsmedikamenten ist besondere Vorsicht geboten: Starke Diuretika wirken sehr schnell »ausschwemmend«; Flüssigkeits- und Elektrolytenverlust führen zur »Blutverdickung« und erhöhen damit die Gefahr von Thrombosen und Embolien.

Wichtig: Nie ohne Arzt eine Entwässerungsmedikation durchführen! Nur milde und kaliumneutrale Diuretika, kombiniert mit Beinkompression und Bewegung verwenden.

Kompressionsbehandlung

Dieses Behandlungsverfahren durch Kompressionsverbände oder -strümpfe ist auch eine Art von symptomatischer Behandlung.

Indikationen für Kompressionsbehandlung:

1. Bei Patienten mit Beinschwellungen und akuten, starken Beschwerden, bis eine wirksamere Therapie möglich wird: Operation oder Verödung;
2. bei Patienten mit schlechtem Allgemeinzustand, aufgrund dessen eine Operation oder Verödung ein zu großes Risiko in sich birgt;
3. bei Beinen in schlechtem Zustand (Ekzeme, starke Schwellungen, offene Beine) während der Vorbereitung zu einer Operation oder Verödung;
4. als Nachbehandlung nach einer Operation oder Verödung;
5. als Vorbeugung gegen Komplikationen bei Bettlägrigen oder Schwangeren.

Man erreicht allerdings nur eine Besserung, wenn die Kompression richtig angelegt ist und der Patient sich reichlich bewegt. Bei Kompressionsverbänden muß die entsprechende Binde richtig gewickelt sein, was für einen Laien nicht einfach ist.
Bei Kompressionsstrümpfen sind die richtige Stärke, Größe und Länge der Strümpfe maßgebend, was wiederum ärztliche Entscheidung verlangt.
Wenn eine Beinkompression richtig sitzt, ist sie für den Patienten angenehm. Eine falsch angelegte Kompression wird als sehr störend empfunden und bringt keine Besserung, im Gegenteil: sie kann viele Schäden anrichten.

Die Kompression als sogenannte Langzeit- und Dauerbehandlung »zur Sicherung erreichter Therapieergebnisse« oder »zur Vorbeugung gegen Rückfälle« halte ich für einen groben Unsinn. Der Patient hat sich zur Behandlung (Operation oder Verödung) entschlossen, damit er nicht mehr auf irgendwelche Utensilien angewiesen ist, und die Behandlungsergebnisse sollten dies auch ermöglichen. Ansonsten war die Behandlung umsonst – der Patient könnte gleich bei Kompressionsbinden oder -strümpfen bleiben.

Kompressionsbehandlung als »Therapie« der primären Varikosis beim sonst gesunden Patienten ist zwecklos und unzumutbar, da es keine eigentliche Therapie ist – sie bringt keine Besserung, quält nur den Erkrankten und führt letzten Endes zur Resignation.
Genauso zwecklos ist die Beinkompression als Vorbeugungsmaßnahme gegen Krampfaderbildung.

9. Prognose nach der Behandlung der primären Varikosis

Sie ist abhängig von Art und Ausmaß der Krampfadern, von der Behandlungsart, vom Patienten selbst und nicht zuletzt vom behandelnden Arzt.

Grundprinzip der Krampfaderbehandlung, insbesondere der chirurgischen Behandlung ist:

1. Durchgreifende Sanierung der Krampfadern – alle Varizen beseitigen;
2. Erhaltung des erzielten guten Zustandes – konsequente Nachsorge.

Die Rezidivquote (Neubildungsrate) ist bei den verschiedenen Arten von Krampfadern unterschiedlich. Bei der retikulären, netzartigen Varikosis ist sie enorm hoch, bei der Stammvarikosis relativ selten.
Der Patient muß sorgfältig aufgeklärt werden, er muß wissen, daß bei der Krampfaderbehandlung nur die Folge der sogenannten Venenschwäche, das heißt die Varizen beseitigt werden, die Ursache des Übels jedoch weiter bestehen bleibt und eine Krampfaderneubildung möglich ist.
Viele sind der Ansicht, daß eine Varizenoperation eine Rezidivbildung begünstigt. »Das Blut muß neue Wege suchen« – die neuen Wege sind bereits vorhanden, denn durch die Krampfadern fließt das Blut nicht, sondern es sinkt nur in die Varizen bei aufrechter Körperhaltung.
Aus denselben Überlegungen heraus hört man oft von behandelten Patienten, daß bald nach der Operation Krampfadern »wiedergekommen« seien. Es handelt sich dabei meistens um Varizen, die vom Arzt aus irgendwelchen Grün-

den nicht beseitigt wurden: entweder wurden sie übersehen oder zur Nachbehandlung (Verödung) zurückgelassen, oder aber es wurde die endgültige Behandlung wegen einer Entzündung auf einen späteren Zeitpunkt verschoben.

Gerade in diesem Bereich ist eine ausführliche und ehrliche Aufklärung notwendig. Nur der aufgeklärte Patient bleibt vor Resignation verschont, ist bereit zur Mitarbeit und einverstanden mit einer konsequenten Nachsorge und eventuellen Nachbehandlung.

10. Prophylaxe – Vorbeugung

Vorbeugung gegen Krampfadern ist nicht möglich – es handelt sich um eine Erbkrankheit, und nach dem derzeitigen Kenntnisstand gibt es keine wirksamen Vorbeugungsmaßnahmen. Aber gegen die Komplikationen der Krampfadern kann man vorbeugen. Die Therapie der Varizen (Operation oder Verödung) ist in erster Linie als vorbeugende Maßnahme zu verstehen – als Vorbeugung gegen Varizenkomplikationen.
Die sogenannten Risikofaktoren spielen nur im Zusammenhang mit erblichen Einflüssen beim Entstehen von Krampfaderkomplikationen eine Rolle. Gravidität (Schwangerschaft), Übergewicht, Alter, Beruf, mangelhafte Bewegung können zur Verschlimmerung des Krampfaderleidens beitragen.

Schwangerschaft als Risikofaktor verlangt besondere Aufmerksamkeit, da sie für die meisten Frauen ein unvermeidbares Risiko darstellt – man kann von gefährdeten Frauen nicht den Verzicht auf Mutterschaft verlangen.
Die Krampfadern während der Schwangerschaft entstehen aus zwei Gründen:

1. Mechanisch: Die Gebärmutter drückt und verengt die Beckenvenen und erschwert den venösen Abfluß, so daß sich ein Stau in der Beinvene bildet.

2. Hormonell bedingter Bindegewebsstoffwechsel verursacht eine Schwächung der Venenwände.
   Beide Faktoren kann man in keiner Weise beeinflussen – eine echte Vorbeugung gegen die Entstehung der Schwangerschaftsvarikosis ist nicht möglich.

Bei unkomplizierten primären Schwangerschaftsvarizen reicht es aus, Stützstrümpfe zu tragen und sich ausreichend zu bewegen. Die endgültige Sanierung der Krampfadern kann man auf einige Wochen nach der Entbindung verlegen.

Bei dieser Gelegenheit noch ein paar Worte über die Gabe von weiblichen Hormonen: Östrogen wird bei vielen Patientinnen als Vorbeugungs- oder Therapiemittel gegen Osteoporose, Arteriosklerose, klimakterische Beschwerden etc. verordnet. Damit wird der Alterungsprozeß nicht aufgehalten, sondern nur erträglicher gemacht. Es ist notwendig, daß eine bestehende Varikosis dem behandelnden Arzt bekannt ist. Noch besser wäre es, wenn die Krampfadern bereits vor Beginn der Östrogengabe saniert würden.

Auch andere Risikofaktoren wie Alter, Übergewicht und Beruf sind nicht leicht zu beeinflussen. Man kann nicht jünger werden, man wird sein Übergewicht nicht so leicht los, man muß weiterhin seinen stehenden oder sitzenden Beruf ausüben. Aber man kann sich in seiner Freizeit mehr bewegen und Sport betreiben. Zu empfehlen sind die Sportarten, bei denen die Beinmuskulatur rhythmisch betätigt wird: Radfahren, Wandern, Skilanglauf, Schwimmen, Gymnastik, Aerobic.
Zu vermeiden sind die Sportarten, bei denen die Brust- und Bauchmuskulatur angespannt wird: Sprung- und Wurfdisziplinen, Gewichtheben und diverse Ballsportarten (Fußball, Handball, Basketball, Volleyball, Tennis) wegen des anstrengenden und plötzlichen Richtungswechsels der Beine.

Nach der erfolgreichen Krampfaderbehandlung soll sich der Patient als gesund betrachten. Er soll ein normales Leben führen, seinen Hobbys und Vergnügungen nachgehen, seinen Beruf uneingeschränkt ausüben – einfach vergessen, daß er an Krampfadern erkrankt war. Wenn aber neue Krampfadern entstanden sind, ist es unbedingt notwendig, sich frühzeitig in Behandlung zu begeben!

Schlußwort

Ich hoffe, daß mit diesem Büchlein etwas Licht in das Dunkel »Krampfadern/Varikose« gebracht wurde, daß bereits resignierte Patienten wieder Mut zur Behandlung und dadurch wieder mehr Lust und Hoffnung auf neue Lebensfreude gewonnen haben.
Obwohl die Diagnose der primären Varikosis leicht zu stellen ist, obwohl Krampfadern häßlich und lästig sind und zudem eine gefährliche Krankheit darstellen, ist die Anzahl der Patienten, die sich frühzeitig behandeln lassen, leider immer noch verschwindend gering: nur ca. 20 Prozent aller unter Krampfadern Leidenden begeben sich in ärztliche Behandlung. Dabei ist die Behandlung so einfach!

Anschrift des Autors:
Dr. med Jugoslav Radisic
Nördliche Münchner Straße 2c
8022 Grünwald